Luna Peak Publishing, Sierra Madre, California.
www.lunapeakpublishing.com

ISBN: 979-8-9861782-8-8

Impreso y encuadernado en los Estados Unidos de América.
Portada y diseño por Yolandi Oosthuizen.
Traducción: Fernanda Padilla, Jill Pupich y Jennifer Rosales

# ¡Hola Pequeño Guerrero!

He estado en donde tu estás. Es muy difícil luchar contra el cáncer. Yo tenía 6 años cuando me diagnosticaron con leucemia linfoblástica. Me dieron quimioterapia durante 3 años y estuve en el hospital más veces de las que me acuerdo. Ahora ya crecí, tengo 3 hijos y sé lo importante que es crear memorias.

Me acuerdo mucho de mi lucha contra el cáncer, y me hubiera gustado escribir mi experiencia en mis propias palabras y dibujos. ¡Hice este libro sólo para guerreros como tú! Por favor escribe todos tus sentimientos, tus miedos, tus sueños y esperanzas. Pide a tus amigos que te lo firmen y crea un hermoso libro con tu historia durante esta etapa. Eres una máqina luchadora contra el cáncer - ¡diviertete llenando este libro y mantenerte fuerte!

¡No olvides celebrar la vida!

Con amor, tu amiga y campanera de
lucha contra el cáncer infantil,
Melody Lomboy-Lowe

♡

# PATEANDO AL CÁNCER

## Un Libro de Memorias Para Niños

Melody Lomboy-Lowe

LUNA PEAK

Este libro pertenece a:

_____

Apodo:

_____

Año:

_____

Diagnóstico:

_____

Nombre del médico:

_____

Hospital:

_____

## SOBRE EL AUTOR

Mi nombre es _____

Tengo _____ años.

Vivo en _____ CIUDAD

Voy a _____ ESCUELA

Mis hermanos son

_____ NOMBRES

Mis padres son

_____ NOMBRES

# ¡MÁS SOBRE MÍ!

COLORÉARME

Color favorito _____

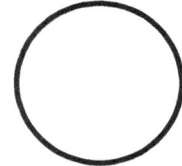

Deporte favorito _____

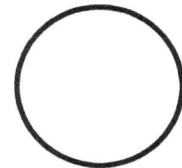

Amigos favoritos

_____

Comidas favoritas

_____

Programas de televisión favoritos

_____

# ¡PLAN DE TRATAMIENTO!

¿Cómo se llama tu cáncer?

_____

¿Cuál es tu tratamiento?

_____

_____

¿Cuánto tiempo durará tu tratamiento?

_____

Inventa un nombre tonto para tu cáncer:

_____

# MONSTRUO DEL CÁNCER

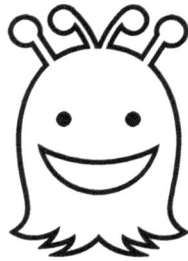

Si tu cáncer fuera un monstruo,
¿Cómo lo dibujarías?

# TÚ CONTRA EL CÁNCER

¿Qué crees que puede derrotar
al monstruo del cáncer?
Dibújate derrotando al
monstruo del cáncer

# ¿Qué sabes sobre el cáncer?

_____

_____

_____

_____

_____

_____

_____

_____

_____

_____

_____

# SOPA DE LETRAS - SENTIMIENTOS

```
S  E  V  Q  Z  O  E  O  Y  D  F  H
O  O  H  R  S  R  D  D  P  N  W  P
X  U  R  Q  H  A  T  R  I  S  T  E
N  Z  C  P  J  O  I  H  S  C  E  O
L  I  A  A  R  O  S  H  W  X  N  D
W  L  L  M  K  E  B  N  G  D  O  A
A  E  H  S  O  F  N  K  E  T  J  T
R  F  I  V  Z  R  L  D  U  T  A  S
B  X  B  T  R  M  M  K  I  V  D  U
Q  M  D  N  P  C  P  V  P  D  O  S
O  D  A  N  O  I  C  O  M  E  O  A
K  P  R  E  O  C  U  P  A  D  O  N
```

....................................................................

Feliz     Relajado      Triste     Sorprendido    Enojado
Tenso     Emocionado    Amor       Preocupado     Asustado

# ¿Cómo te hace sentir la quimioterapia?

_____

_____

_____

_____

_____

## Dibuja cómo te sientes

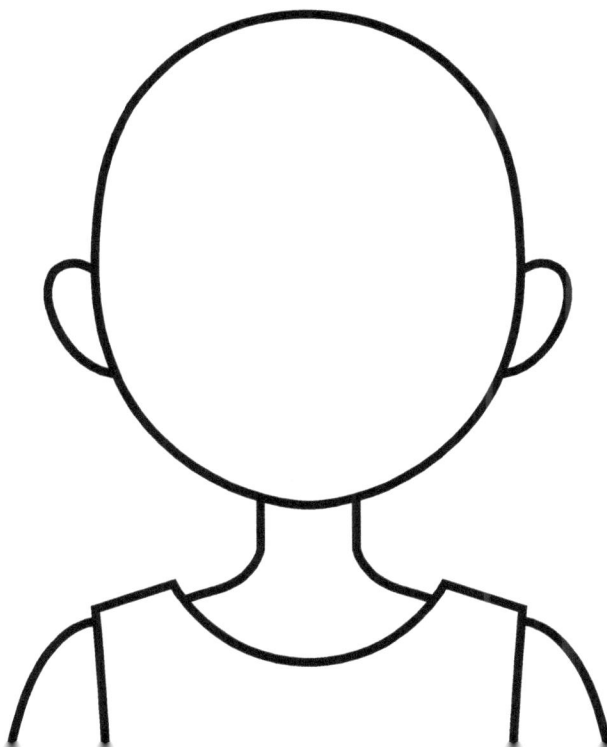

# Escribe una palabra para cada letra de "cáncer"

C _____

Á _____

N _____

C _____

E _____

R _____

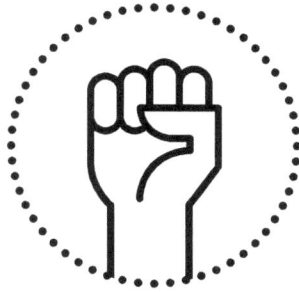

# ¡ERES UN GRAN GUERRERO CONTRA EL CÁNCER!

Dibuja tu cuerpo fuerte

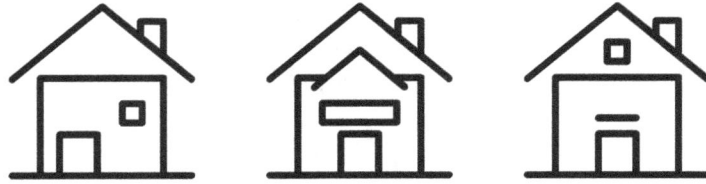

Durante el tratamiento, es posible que necesites quedarte en casa mucho tiempo. Dibuja tu casa

# ABURRIDO EN CASA

Escribe sobre lo que haces cuando estás aburrido en casa

_____

_____

_____

_____

_____

_____

_____

_____

_____

# MI LISTA DE AYUDANTES

¿Quién está en tu equipo de apoyo contra el cáncer?

Médico _____

Enfermeros _____

Familia _____

Amigos _____

# SOPA DE LETRAS - HOSPITAL

```
Y  N  Z  P  J  P  G  J  M  F  O  A
L  I  Ó  P  J  S  I  E  W  K  T  M
O  A  Y  I  O  Q  D  Y  S  Z  N  B
C  J  T  U  C  I  H  P  M  A  E  U
I  U  Z  I  C  A  K  F  M  E  I  L
D  H  V  I  P  D  I  A  O  K  M  A
É  T  N  B  A  S  R  D  X  B  A  N
M  A  P  X  Q  G  O  U  A  S  T  C
M  O  R  U  O  X  K  H  C  R  A  I
A  R  E  M  R  E  F  N  E  T  R  A
N  W  E  U  C  Á  N  C  E  R  T  A
K  H  N  Ó  I  C  C  E  Y  N  I  Z
```

Enfermera    Tratamiento    Inyección    Medicina    Hospital

Radiación    Hemograma      Ambulancia   Cáncer      Médico

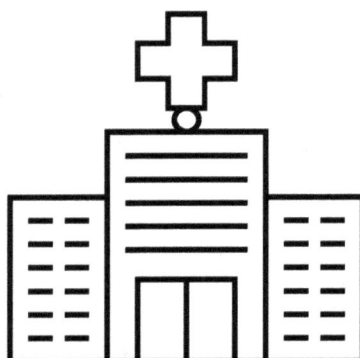

El hospital es donde recibes
tratamiento para sanar tu cuerpo.
Dibuja tu hospital

# DÍA DEL PELO CHIFLADO

## Dibujate con el pelo loco

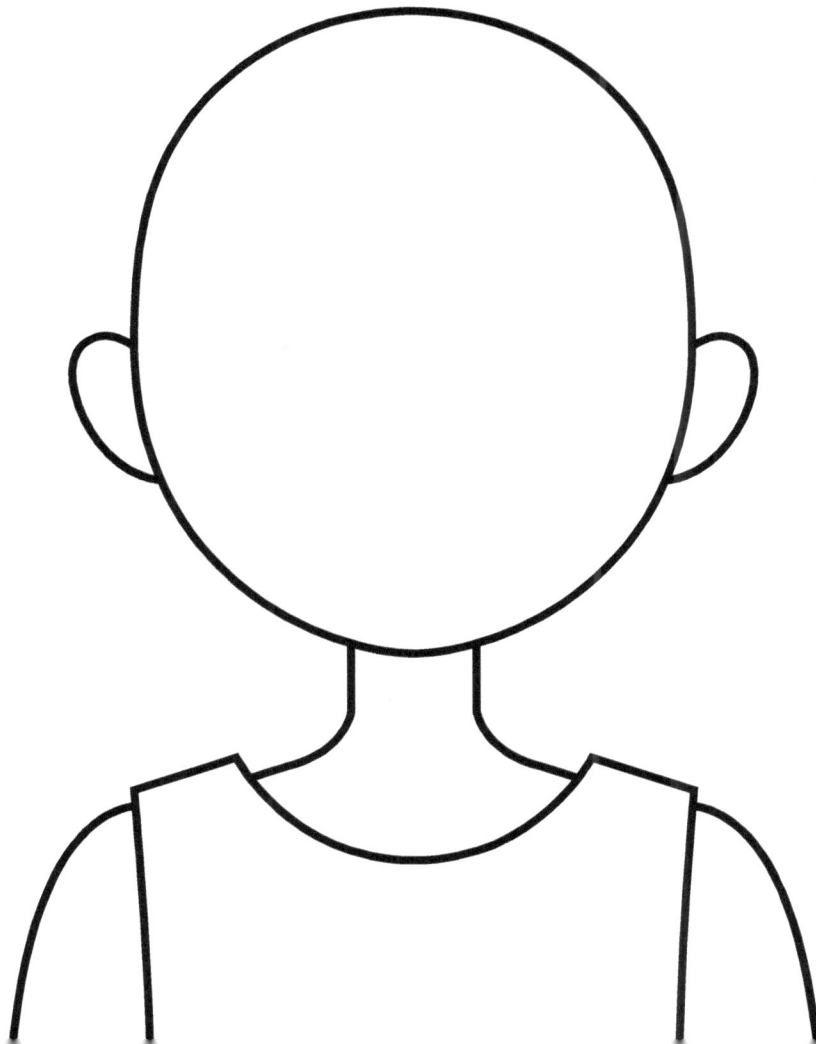

# Si pudieras tener un visitante todos los días de la semana, ¿quién sería y por qué?

| Lunes |
| --- |

_____
_____

| Martes |
| --- |

_____
_____

| Miércoles |
| --- |

_____
_____

| Jueves |
| --- |

_____
_____

| Viernes |
| --- |

_____
_____

| Sábado |
| --- |

_____
_____

| Domingo |
| --- |

_____
_____

# ABURRIDO EN EL HOSPITAL

Escribe sobre lo que haces cuando estás aburrido en el hospital

_____

_____

_____

_____

_____

_____

_____

_____

# RECUERDOS DEL HOSPITAL

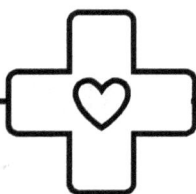

Escribe sobre un momento divertido en el hospital

_____

_____

_____

_____

_____

_____

_____

_____

# ¿Cómo te sentiste cuando te dijeron que tenías cáncer?

_____

_____

_____

_____

_____

## Dibuja cómo te sientes

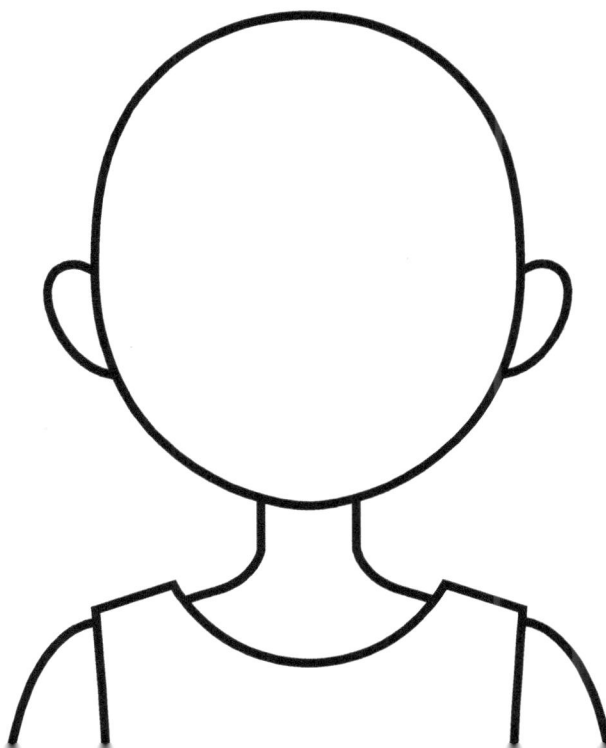

¿Has aprendido alguna habilidad nueva
desde que te diagnosticaron? ¡Dibújalas!

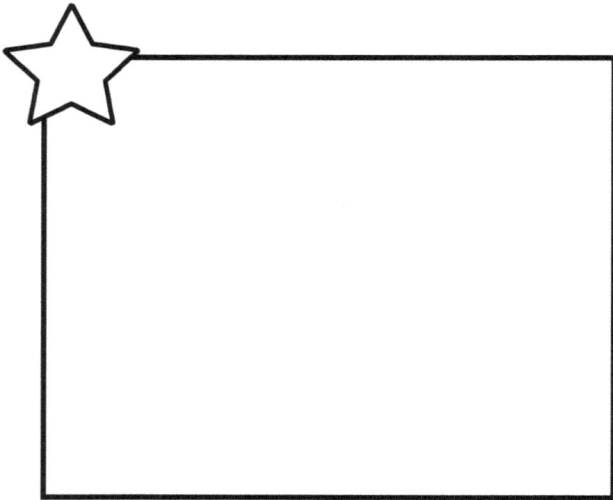

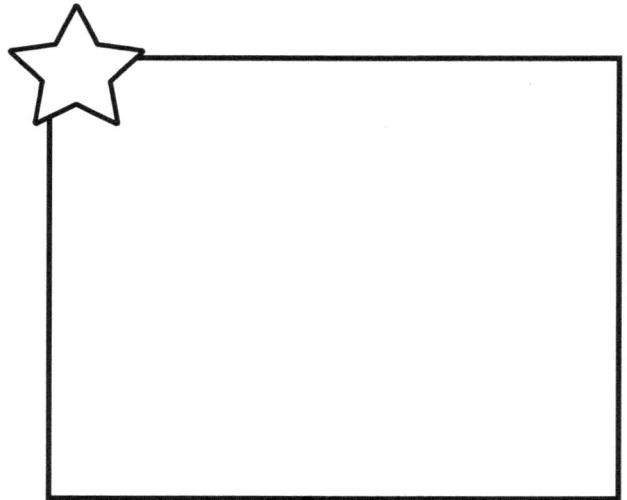

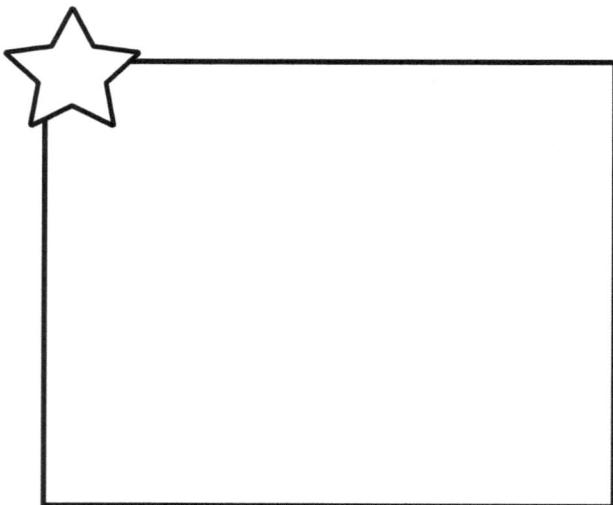

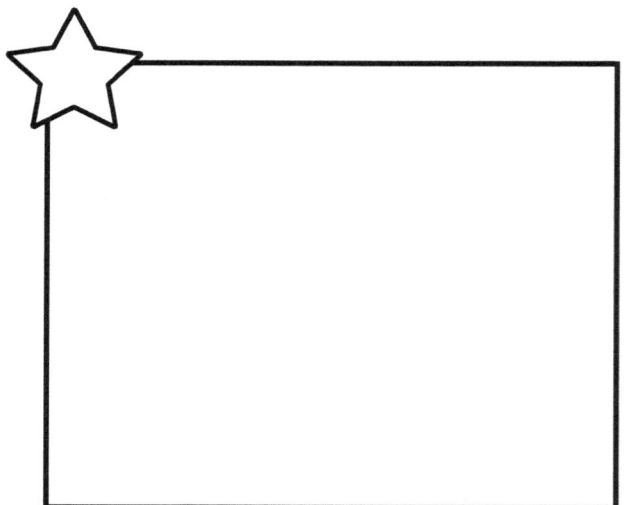

# ¡COMAMOS!

¿Cuáles son tus comidas favoritas?
¿Cuáles son tus comidas menos
favoritas? ¡Dibujalas o escribe
sobre ellos!

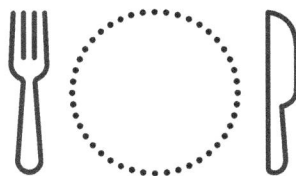

# ¡DISEÑA UNA MÁSCARA!

¿Usas una máscara para manten
sano después del tratamiento?
¡Diseña tu propia máscara!

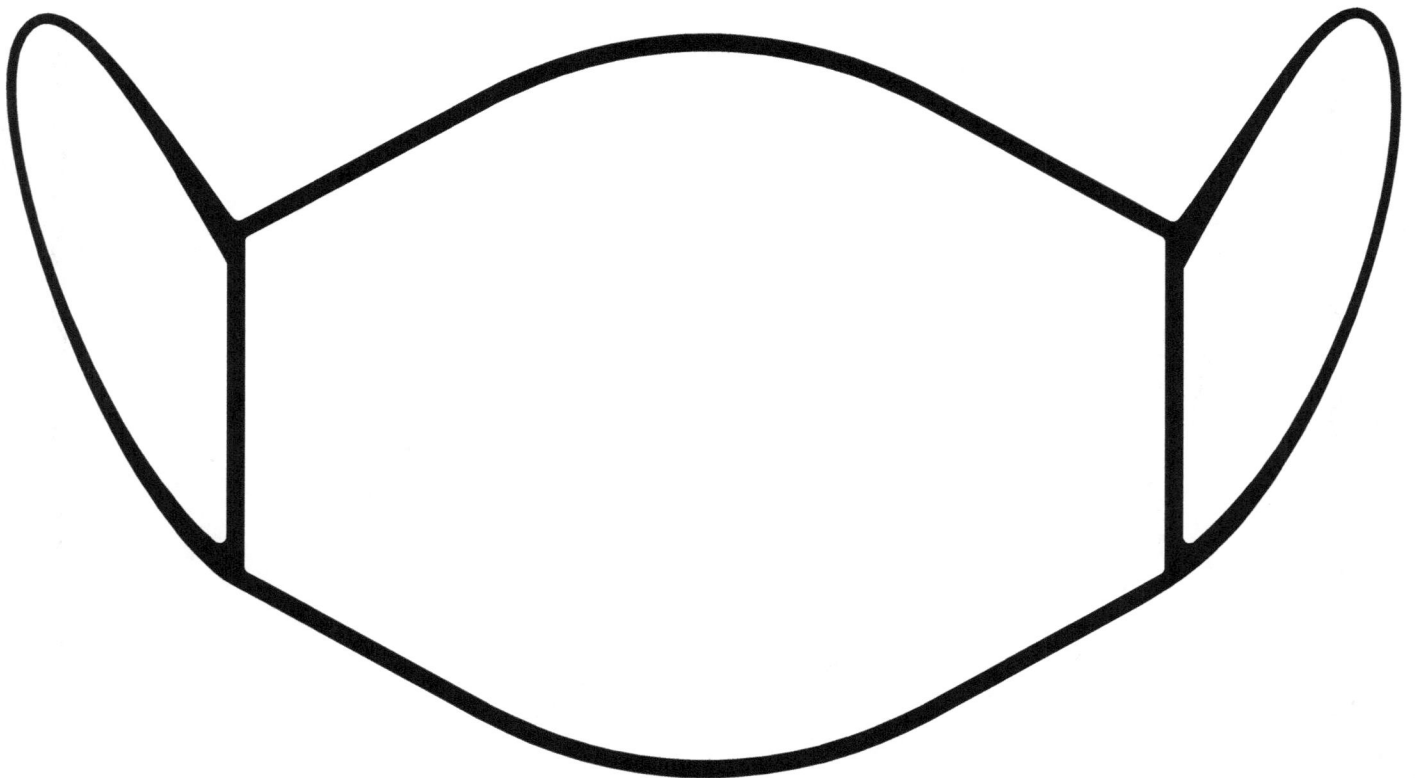

# ¿Sigues asistiendo a la escuela? ¿Qué es lo que más extrañas de la escuela?

_____

_____

_____

_____

_____

✏️ Dibuja tu escuela

## ¡EL NUEVO TÚ!

¿Cómo es diferente tu vida ahora después de haber tenido cáncer? Escribe lo que has aprendido

_____

_____

_____

_____

_____

_____

_____

_____

_____

## ¡MI FAMILIA!

¿Cómo ha cambiado tu familia a partir del cáncer?

_____

_____

_____

_____

_____

_____

_____

_____

_____

# SOPA DE LETRAS - ESPERANZA

```
Q F Z Q O S B L D S J R
R M L E O S L I Z O U G
K E S V B R V Y P G E M
Q E S F Q E J D L I G P
D K N P R O Z X Z M O E
I V G S I F L J H A Ó M
Y F I I J R A A G K S F
S Ó U R V P A M G T G E
N J W M V O E N I E S L
E S P E R A N Z A L R I
N C R F K J X P H L I Z
R A R B E L E C Q J V A
```

........................................................................

Respira  Feliz   Diversión  Celebrar  Regalo
Amigos  Deseo  Esperanza  Familia  Juego

¿Quién te hace sentir mejor cuando te sientes triste y por qué?

Su nombre: _____

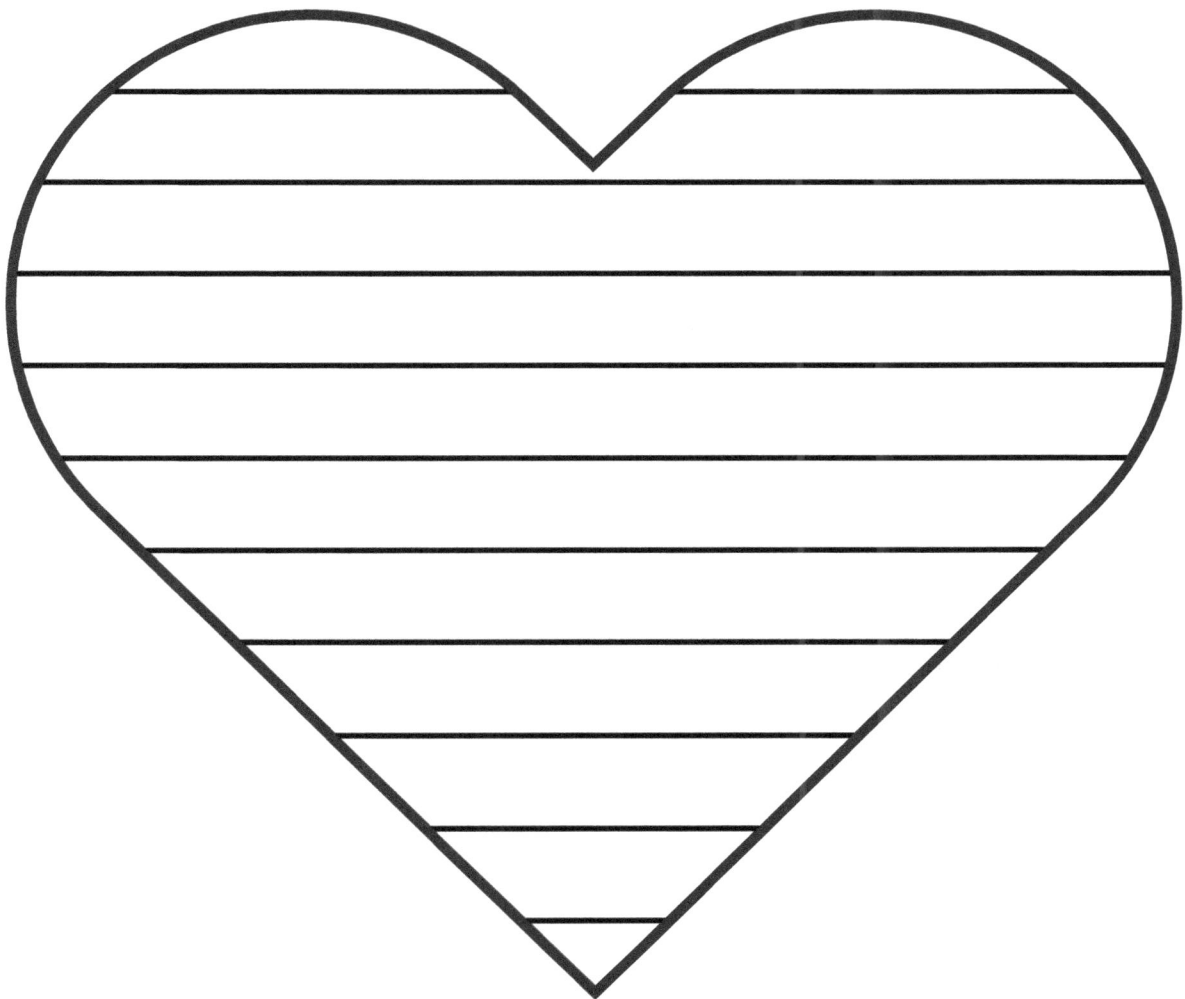

# 5

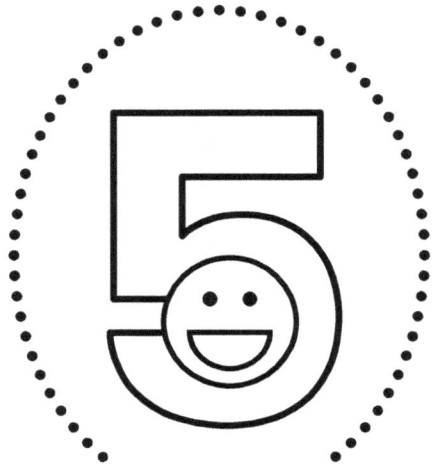

# COSAS QUE PUEDO HACER PARA SENTIRME FELIZ

1.

2.

3.

4.

5.

## ¡DÍA PERFECTO!

Escribe sobre tu día perfecto
en tu casa

# No te toques los ojos, la nariz ni la boca.

# ¿Por qué?

_____

_____

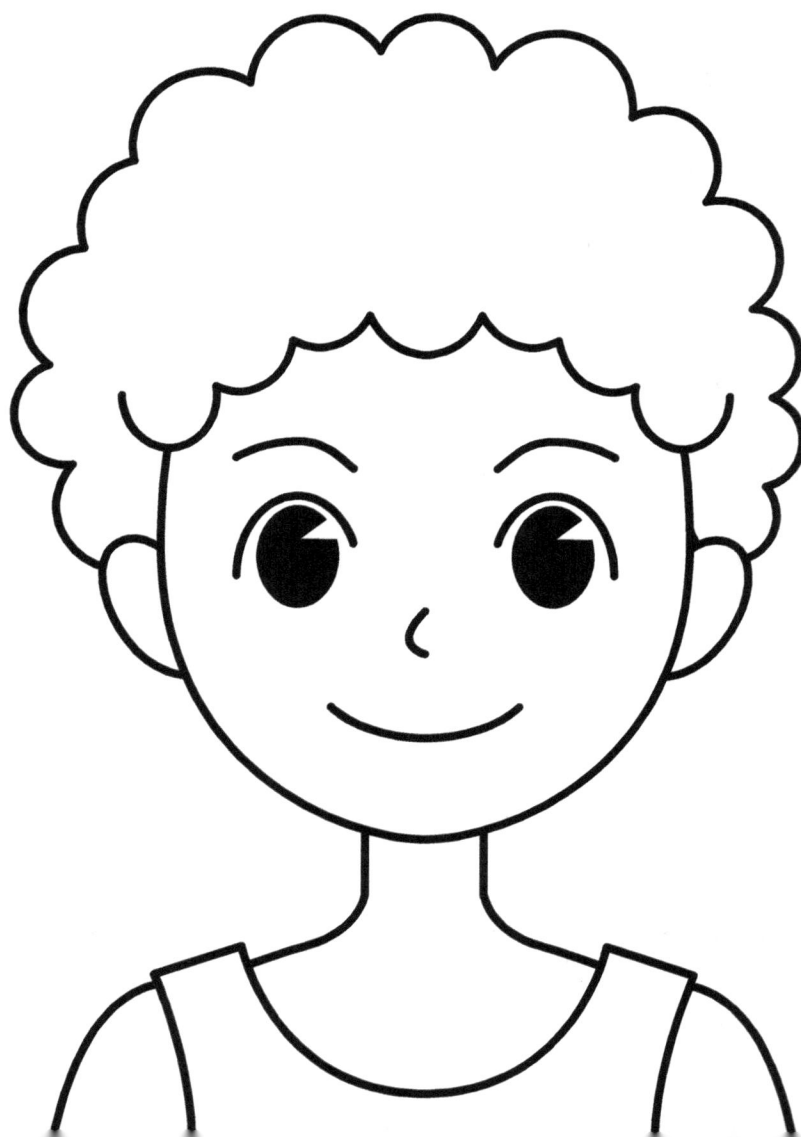

## LAVARTE DE MANOS

¿Por qué es importante lavarte las manos con frecuencia?

_____

Dibuja gérmenes en las manos

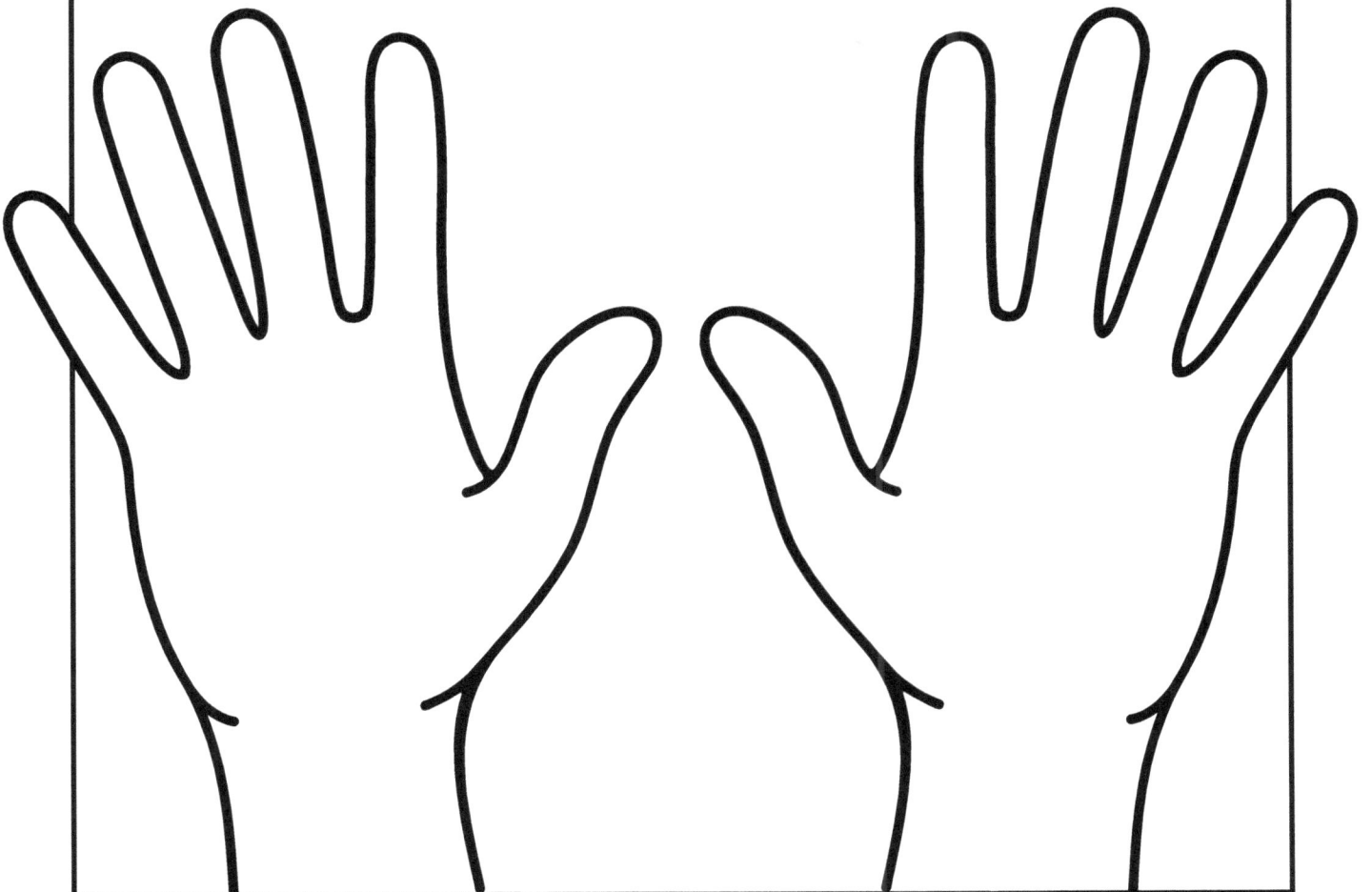

# ¿Qué te ha asustado?

_____

_____

_____

_____

## Dibuja cómo te sientes

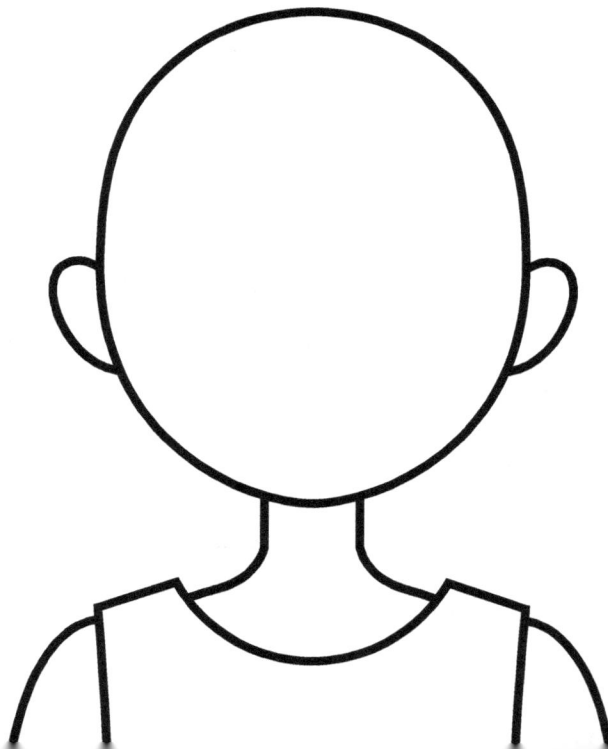

# ¿Qué te ha emocionado?

_____
_____
_____
_____
_____

## Dibuja cómo te sientes

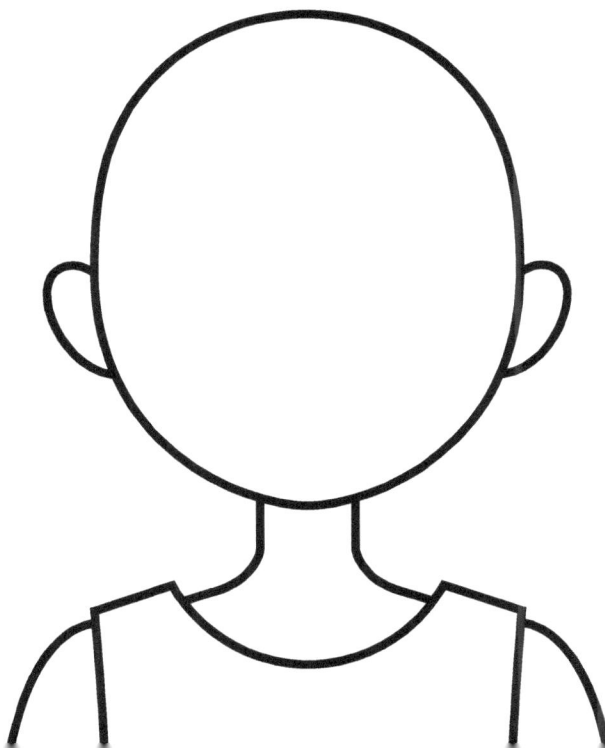

# ¡SÚPER YO!

Escribe sobre si fueras un superhéroe luchando contra el cáncer

¿Cuál es tu nombre de superhéroe?

_____

¿Cuál es tu superpoder?

_____

¿Cómo luchas contra el cáncer?

_____

# ¡SÚPER YO!

¡Dibuja tu capa de superhéroe
luchando contra el cáncer!

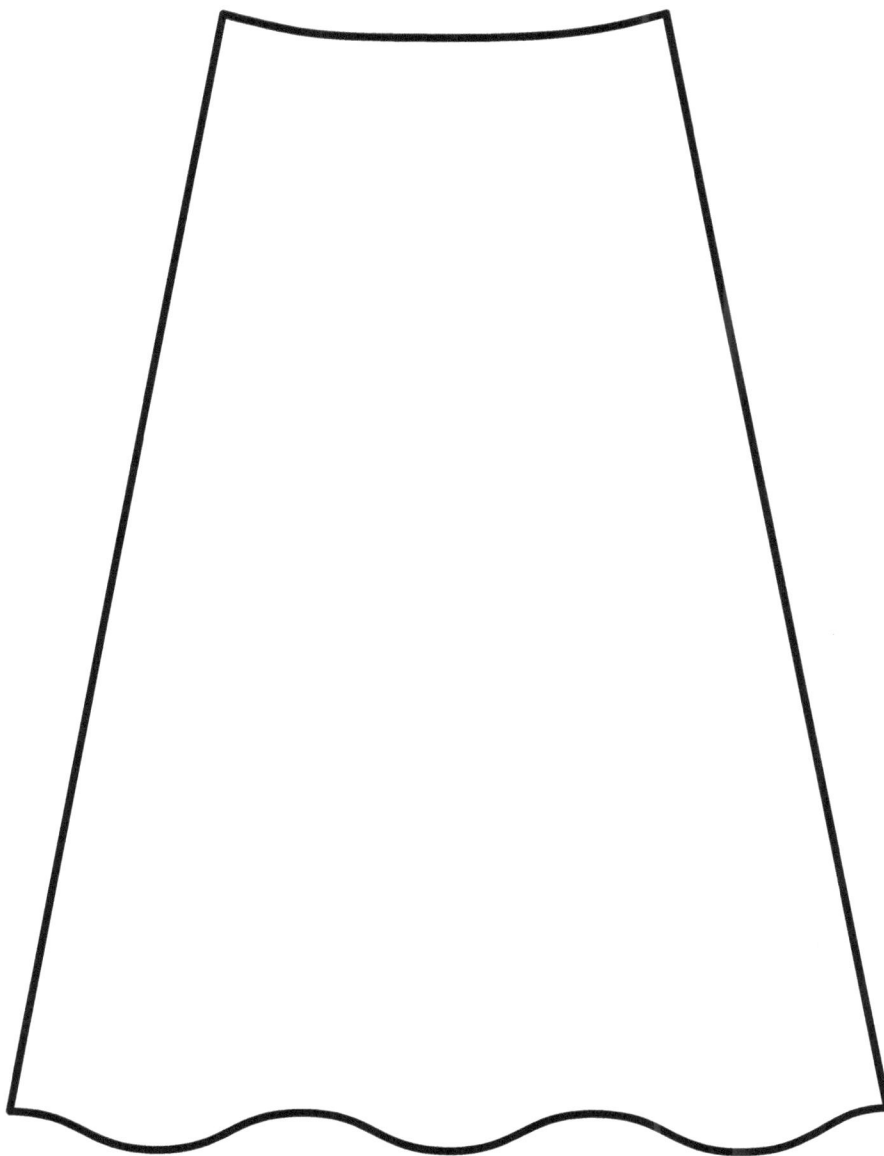

# SOPA DE LETRAS - DESPUÉS DEL TRATAMIENTO

```
X  D  R  W  G  X  R  C  E  O  T  M
C  U  A  P  P  A  X  L  I  L  A  O
F  U  E  R  T  E  B  V  Y  L  G  D
F  K  U  W  T  A  I  U  V  U  W  N
S  W  D  Y  D  L  H  G  E  G  P  A
O  Z  A  O  A  X  K  R  T  R  G  N
S  C  N  Í  W  N  R  E  D  O  P  I
S  A  U  I  R  E  L  Y  B  E  S  M
S  U  U  R  R  G  P  R  L  Q  K  R
K  P  Z  O  A  O  E  T  G  A  U  E
G  A  L  V  Y  G  G  L  X  A  Y  T
B  Z  L  U  W  B  J  W  A  X  I  M
```

Orgullo        Alegría          Paz        Cura       Fuerte

Guerrero       Terminado        Alivio     Poder      Sano

## ¡MÉDICOS!

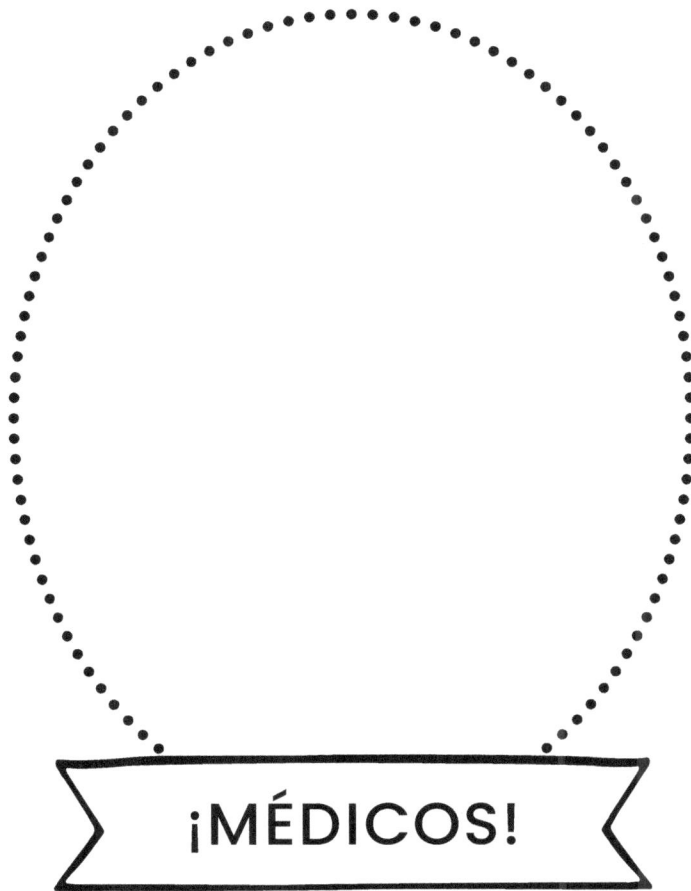

¿Quiénes son tus médicos favoritos?
¡Dibuja o escribe sobre ellos o ellas!

_____

_____

_____

_____

## ¡ENFERMEROS!

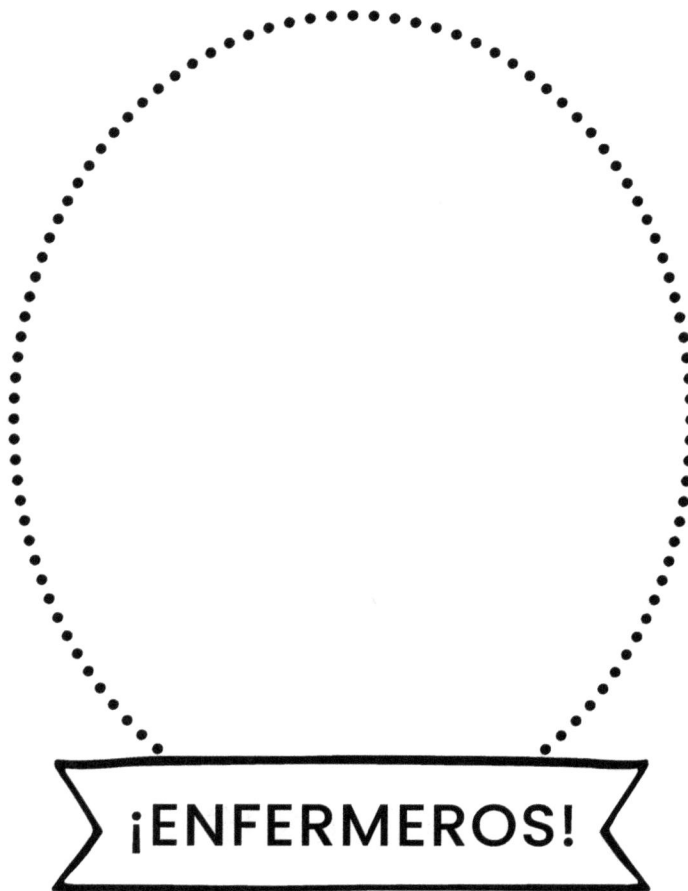

¿Quiénes son tus enfermeros favoritos?
¡Dibuja o escribe sobre ellos o ellas!

_____

_____

_____

_____

**¡CUIDADORES!**

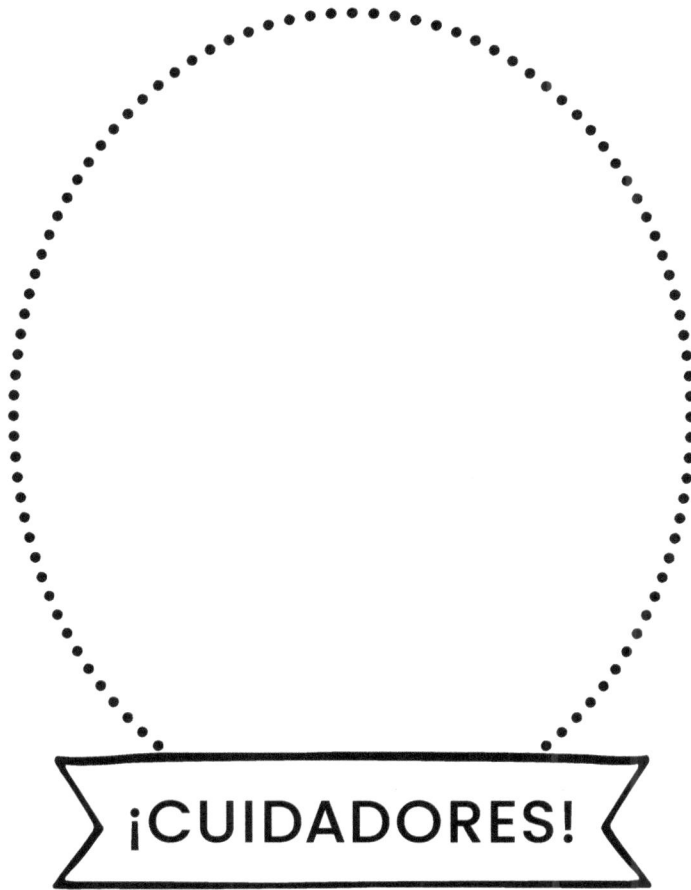

¿Quién es tu persona favorita que te cuidó? ¡Dibuja o escribe sobre él o ella!

_____

_____

_____

_____

# FRASES TONTAS

¡Llena esto primero! Sin asomárte a la siguente página.

1. _____ nombre

2. _____ lugar

3. _____ comida

4. _____ comida

5. _____ verbo

6. _____ número

7. _____ parte del cuerpo

8. _____ sustantivo

9. _____ vehículo

10. _____ amigo

11. _____ amigo

12. _____ verbo (tiempo pasado)

# FRASES TONTAS

13. _____ aplicación de redes sociales

14. _____ número

15. _____ número

16. _____ deporte

17. _____ sustantivo

18. _____ disfraz

19. _____ ropa

20. _____ miembro de la familia

21. _____ comida

22. _____ miembro de la familia

23. _____ canción

24. _____ miembro de la familia

25. _____ animal

26. _____ sentimiento

27. _____ sentimiento

28. _____ sentimiento

## FRASES TONTAS

¡Llena tus respuestas de la página anterior!

# EL MEJOR DÍA DE MI VIDA

Un día mi mejor amigo, 1 _____ y yo
NOMBRE

fuimos a 2 _____. Necesitábamos
LUGAR

un día divertido juntos. Para el desayuno

comí 3 _____ rematada con
COMIDA

4 _____. Era tan delicioso que
COMIDA

empecé a 5 _____ para arriba y
VERBO

para abajo en mi silla. Mi mejor amigo

# FRASES TONTAS

pensó que era divertido, así que lo hice

6 _____ veces más. Pero hizo
   NÚMERO

que mi 7 _____ me doliera y casi
        PARTE DEL CUERPO

vomito en el, 8 _____. ¡Fue una
               SUSTANTIVO

locura! Después del desayuno tomamos

el 9 _____ para dar un paseo
    VEHÍCULO

por el barrio. Vimos a 10 _____ y
                         AMIGO

a 11 _____ y ellos, 12 _____
    AMIGO                    VERBO ( TIEMPO PASADO)

para nosotros y lo grabamos para

13 _____. ¡Tiene 14 _____
   APLICACIÓN DE REDES SOCIALES        NÚMERO

me gusta en 15 _____ minutos!
             NÚMERO

¡Después de eso decidimos ir a la playa

# FRASES TONTAS

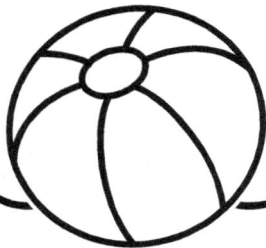

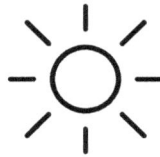

y jugar 16 _____ en el mar! Los

salvavidas pensaron que era divertido

cuando hicimos un 17 _____

SUSTANTIVO

en la arena y lo vestimos con

18

_____. Decidí saltar al mar,

DISFRAZ

pero mi 19 _____ se mojó! Así

ROPA

que corrimos a casa para cambiarnos

y luego mi 20 _____ nos sirvió

MIEMBRO DE LA FAMILIA

21

_____ para comer.

COMIDA

# FRASES TONTAS

Finalmente decidimos terminar el día

invitando a todos nuestros amigos y

familiares a una fiesta de Celebración

de Vida. Mi 22 _____ cantó
      MIEMBRO DE LA FAMILIA

su canción favorita 23 _____
              CANCIÓN

y mi 24 _____ bailó como un
      MIEMBRO DE LA FAMILIA

25 _____. Nos encantó estar todos
    ANIMAL

juntos y decidimos hacer esto cada año

para celebrar. Sentí 26 _____ y
                  SENTIMIENTO

27 _____ y 28 _____ y quiero
    SENTIMIENTO         SENTIMIENTO

sentirme así durante muchos años.

¡Me urge que sea la próxima fiesta de

Celebración de Vida!

# FRASES TONTAS

¡Llena esto primero! Sin asomárte a la siguente página.

1. _____ adjetivo

2. _____ sustantivo

3. _____ adjetivo

4. _____ verbo de acción
(-ANDO, -IENDO, -YENDO)

5. _____ sustantivo (plural)

6. _____ adjetivo

7. _____ miembro de la familia

8. _____ adjetivo

9. _____ sustantivo (plural)

10. _____ adjetivo

11. _____ sustantivo

12. _____ sustantivo

13. _____ sustantivo

14. _____ vehículo

15. _____ verbo

16. _____ sustantivo

17. _____ sustantivo

18. _____ sustantivo (plural)

19. _____ ciudad

20. _____ celebridad

21. _____ celebridad

22. _____ adjetivo

23. _____ adjetivo

24. _____ sustantivo

25. _____ sustantivo

26. _____ sustantivo

27. _____ color

28. _____ parte del cuerpo

29. _____ número

30. _____ sustantivo

31. _____ nombre

32. _____ sustantivo

## FRASES TONTAS

¡Llena tus respuestas de la página anterior!

# SUPERHÉROE

¡Hoy fue el 1 _____ día de toda
ADJETIVO

mi vida! Cuando me desperté por la

mañana, yo era un/una 2 _____
SUSTANTIVO

como todos los demás. Entonces

descubrí un secreto 3 _____.
ADJETIVO

Estaba 4 _____ a través de
VERBO DE ACCIÓN

un cofre secreto donde mi familia

# FRASES TONTAS

guarda todas nuestras [5]_____ y
SUSTANTIVO (PLURAL)

encontré una foto de mi familia usando

capas [6]_____. Le pregunté
ADJETIVO

a [7]_____ por qué se habían
MIEMBRO DE LA FAMILIA

vestido así y me dijeron la verdad

[8]_____. ¡Somos una familia
ADJETIVO

de [9]_____! Mi familia quería
SUSTANTIVO (PLURAL)

alejarse de la vida [10]_____,
ADJETIVO

pero me dijeron que puedo vivir mi

vida como un [11]_____ si lo
SUSTANTIVO

quiero. Yo les grité, "¡Sí!" Ahora que

soy un [12]_____, necesito una
SUSTANTIVO

# FRASES TONTAS

13 _____. Ya no voy a conducir un
    SUSTANTIVO

14 _____. Todos tenemos que volar,
    VEHÍCULO

saltar, teletransportarse o 15 _____
                                    VERBO

en su lugar. Nunca más tendré que sacar

la 16 _____ o lavar 17 _____.
    SUSTANTIVO                   SUSTANTIVO

Tal vez el presidente me pida que guarde

18 _____ en 19 _____. Y desde
   SUSTANTIVO (PLURAL)        CIUDAD

que 20 _____ y 21 _____
      CELEBRIDAD           CELEBRIDAD

son ambos malvados, los invitaré a mi

guarida 22 _____ para una cena
         ADJETIVO

23 _____, les derrotaré y salvaré el
   ADJETIVO

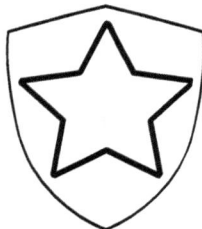

mundo. El mundo me declarará

# FRASES TONTAS

el $^{24}$ _____ superhéroe del
SUSTANTIVO

universo. Construirán una estatua de mí

agarrando una $^{25}$ _____ en el aire.
SUSTANTIVO

Tendré mi propio programa de televisión

llamado el $^{26}$ _____ más grande.
SUSTANTIVO

Dondequiera que vaya, caminaré por la

alfombra $^{27}$ _____ y agitaré mi(s)
COLOR

$^{28}$ _____ a mis fans.
PARTE DEL CUERPO

Tendré $^{29}$ _____ seguidores en
NÚMERO

la página de $^{30}$ _____ sociales.
SUSTANTIVO

¡Me encanta ser superhéroe! Mi nombre,

$^{31}$ _____ la/el super-$^{32}$ _____
NOMBRE                                    SUSTANTIVO

pasará a la historia.

# ¡CELEBRA LA VIDA!

## Haz un dibujo de ti mismo, sano y feliz

# Mensajes de mis doctores

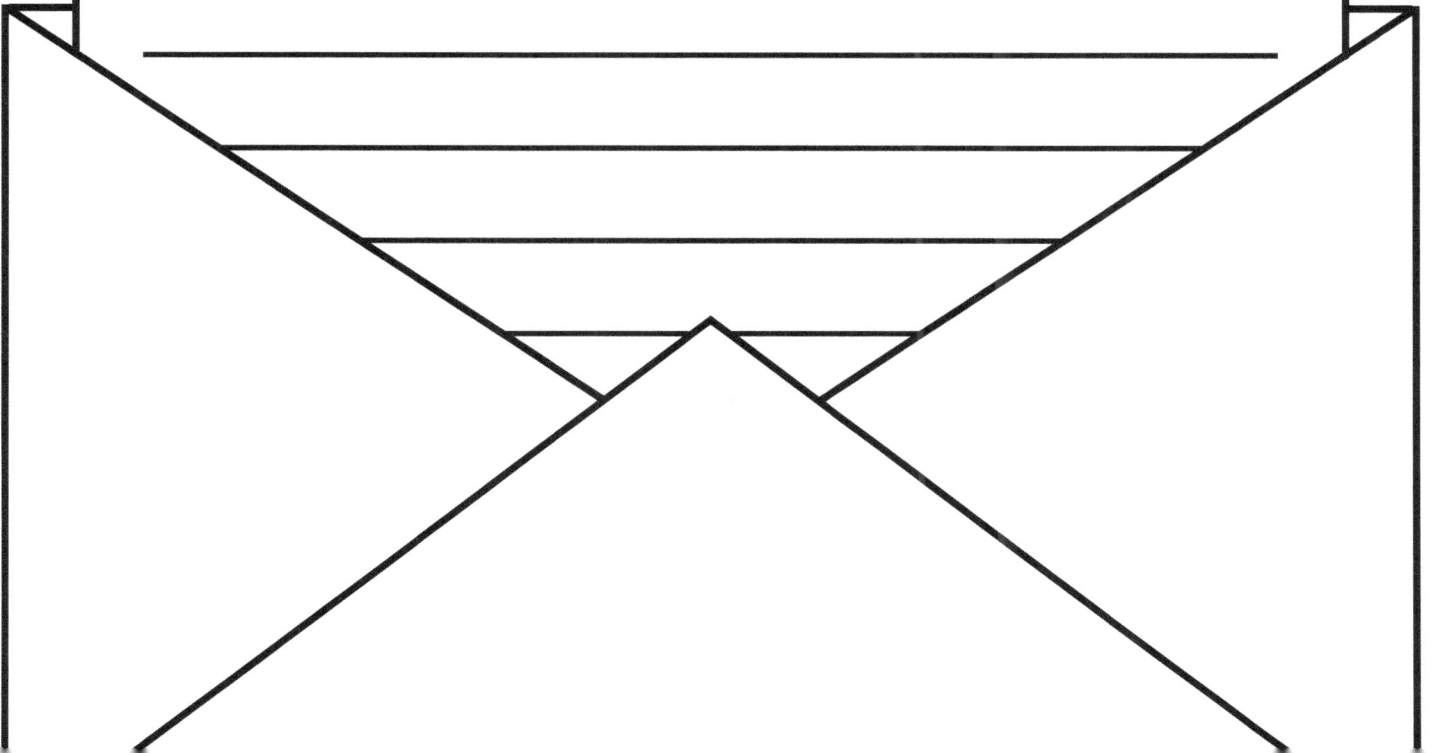

# Mensajes de mis enfermeros

# Mensajes de quienes me cuidaron

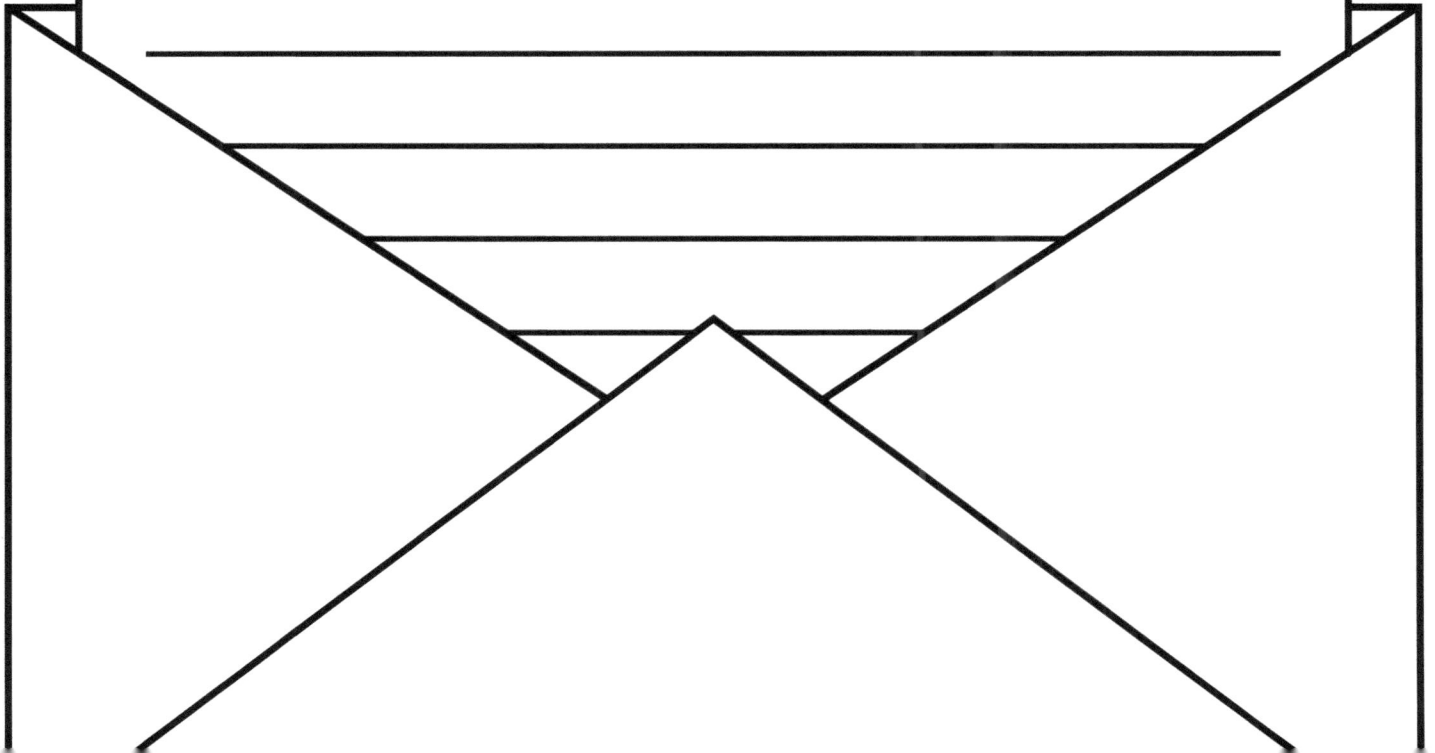

# Mensajes de mi familia

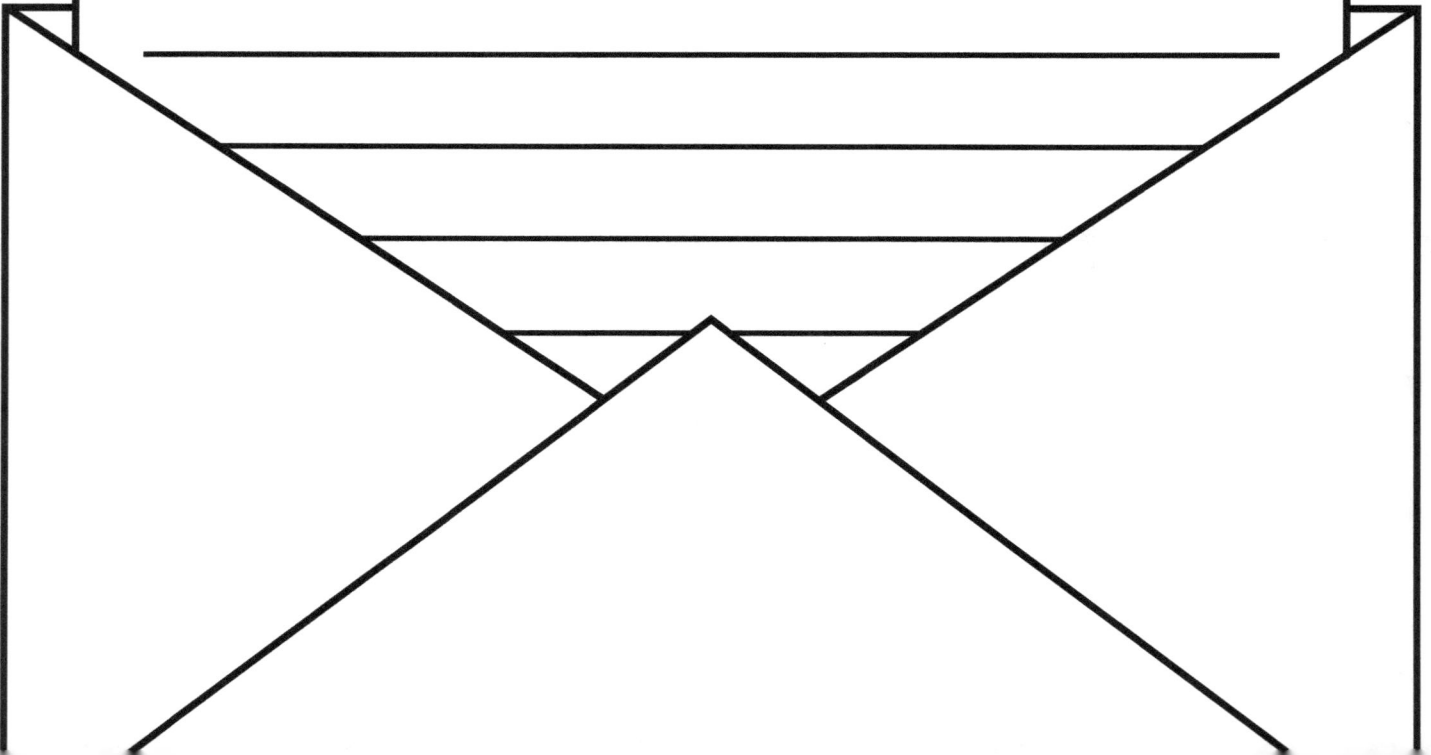

# Mensajes de mis amigos

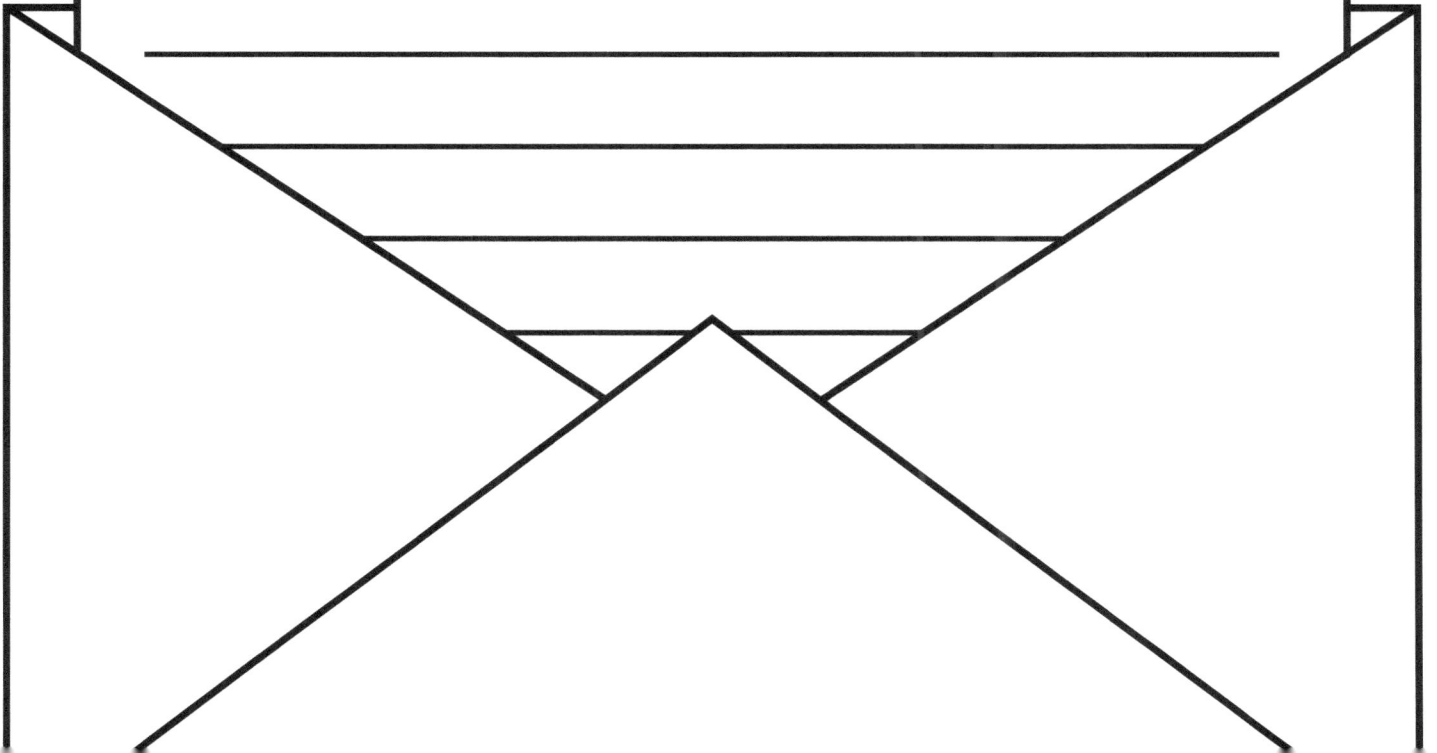

## TU DIARIO

Fecha de diagnóstico

_____ , _____ , _____
MES                        DÍA            AÑO

Tratamiento iniciado

_____ , _____ , _____
MES                        DÍA            AÑO

Tratamiento terminado

_____ , _____ , _____
MES                        DÍA            AÑO

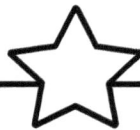

Asegúrate de siempre poner la fecha en tu diario. Es tu libro de memorias, durante este tiempo histórico.

FECHA _____

_____

_____

_____

_____

_____

FECHA _____

_____

_____

_____

_____

_____

FECHA _____

_____

_____

_____

_____

_____

_____

FECHA _____

_____

_____

_____

_____

_____

_____

FECHA _____

_____

_____

_____

_____

_____

_____

FECHA _____

_____

_____

_____

_____

_____

_____

FECHA _____

_____
_____
_____
_____
_____
_____

FECHA _____

_____
_____
_____
_____
_____
_____

FECHA _____

_____
_____
_____
_____
_____
_____

FECHA _____

_____
_____
_____
_____
_____
_____

FECHA _____

_____

_____

_____

_____

_____

_____


FECHA _____

_____

_____

_____

_____

_____

_____

FECHA _____

_____

_____

_____

_____

_____

_____


FECHA _____

_____

_____

_____

_____

_____

_____

FECHA _____

_____

_____

_____

_____

_____

_____


FECHA _____

_____

_____

_____

_____

_____

_____

FECHA _____

_____

_____

_____

_____

_____

_____


FECHA _____

_____

_____

_____

_____

_____

_____

FECHA _____

_____
_____
_____
_____
_____
_____

FECHA _____

_____
_____
_____
_____
_____
_____

FECHA _____

_____

_____

_____

_____

_____

_____


FECHA _____

_____

_____

_____

_____

_____

_____

www.ingramcontent.com/pod-product-compliance
Lightning Source LLC
Chambersburg PA
CBHW080425030426
42335CB00020B/2595